FLORIDAX MIT EISEN

Ein pflanzlicher Ansatz zur Vorbeugung von Eisenmangel bei Schwangeren und Kindern

Selena Curtis

Inhaltsverzeichnis

Einführung

In einer Welt voller technologischer Fortschritte und medizinischer Durchbrüche ist es ein verblüffendes Paradoxon, dass eines der am häufigsten vorkommenden Elemente auf der Erde sich weiterhin dem Verständnis der menschlichen Biologie entzieht. Eisen, das eigentliche Fundament des Kerns unseres Planeten, der Baustein industrieller Revolutionen und ein entscheidender Bestandteil des Lebens selbst, ist im Körper von Millionen von Menschen nach wie vor frustrierend knapp. Diese Knappheit, die insbesondere bei schwangeren Frauen und Kindern auftritt, zeichnet das düstere Bild einer globalen Gesundheitskrise, die sich im Verborgenen verbirgt.

Wenn Sie sich auf diese Reise durch die Seiten von „Floridax mit Eisen: Ein pflanzlicher Ansatz zur Vorbeugung von Eisenmangel bei schwangeren Frauen und Kindern" begeben, bereiten Sie sich darauf vor, die Komplexität dieses Paradoxons zu entschlüsseln und eine bahnbrechende Lösung zu entdecken, die in der Weisheit der Natur verwurzelt ist selbst.

Weltweit sind schätzungsweise zwei Milliarden Menschen von Eisenmangel betroffen, der oft als „stille Epidemie" bezeichnet wird. Es ist eine erstaunliche Zahl, die die

Allgegenwärtigkeit des Elements in unserer Umwelt widerlegt. Doch für schwangere Frauen, die neues Leben in sich nähren, und für Kinder, die den Grundstein für ihre Zukunft legen, kann dieser Mangel lange Schatten auf ihre Gesundheit und ihr Potenzial werfen.

Stellen Sie sich eine junge werdende Mutter vor, deren Körper unermüdlich arbeitet, um nicht nur ein, sondern zwei Leben zu unterstützen. Ihr Bedarf an Eisen steigt sprunghaft an, verdoppelt oder verdreifacht sich manchmal. Ohne ausreichend Eisen besteht für sie ein erhöhtes Risiko einer Frühgeburt, eines niedrigen Geburtsgewichts und einer postpartalen Depression. Das Kind in ihm, abhängig von seinen Ressourcen, kann ohnehin benachteiligt auf die Welt kommen und möglicherweise mit kognitiven Verzögerungen und einer geschwächten Immunität konfrontiert sein.

Stellen Sie sich nun ein lebhaftes kleines Kind vor, voller Neugier und Versprechen. Eisenmangel kann diesen Funken schwächen, Energie rauben, die kognitive Entwicklung beeinträchtigen und das körperliche Wachstum bremsen. Die Konsequenzen wirken sich nach außen aus und wirken sich auf die schulischen Leistungen, die sozialen Interaktionen und letztendlich auf die Lebenschancen aus.

Diese Szenarien sind keine bloßen Hypothesen, sondern für Millionen Menschen tägliche Realität. Der traditionelle Ansatz zur Bewältigung dieser Krise stützt sich stark auf synthetische Eisenpräparate. Diese haben zwar ihre Berechtigung, bringen aber oft eine Reihe von Nebenwirkungen mit sich – Übelkeit, Verstopfung, metallischer Geschmack –, die zu schlechter Compliance und eingeschränkter Wirksamkeit führen. Es ist im wahrsten Sinne des Wortes eine bittere Pille für diejenigen, die bereits mit den Herausforderungen der Schwangerschaft oder der Ernährung in der Kindheit zu kämpfen haben.

Aber was wäre, wenn es einen anderen Weg gäbe? Was wäre, wenn die Lösung dieser modernen Gesundheitskrise nicht in Labors und Fabriken, sondern in der üppigen Vielfalt des Pflanzenreichs läge?

Da kommt Floridax ins Spiel – ein revolutionäres pflanzliches Eisenpräparat, das verspricht, die Lücke zwischen dem Reichtum der Natur und den Bedürfnissen unseres Körpers zu schließen. Floridax wird aus einer sorgfältig zusammengestellten Mischung eisenreicher Pflanzenstoffe gewonnen und stellt einen Paradigmenwechsel in der Art und Weise dar, wie wir mit der Eisenergänzung umgehen.

Die Geschichte von Floridax ist eine Geschichte der Innovation, die auf uralter Weisheit basiert. Seit Jahrtausenden wenden sich Kulturen auf der ganzen Welt bestimmten Pflanzen zu, die für ihren Eisengehalt bekannt sind. Von den mineralreichen Kräutern der Traditionellen Chinesischen Medizin bis hin zu den in der afrikanischen Küche beliebten eisenhaltigen Gemüsesorten wurde dieses Wissen über Generationen weitergegeben. Floridax nutzt diese bewährten botanischen Quellen und kombiniert sie mit modernsten Extraktionstechniken, um ein Nahrungsergänzungsmittel zu schaffen, das sowohl wirksam als auch bioverfügbar ist.

Aber Floridax ist mehr als nur eine Ergänzung; Es ist eine Philosophie. Es verkörpert eine Rückkehr zur Natur, eine Erkenntnis, dass manchmal die besten Lösungen diejenigen sind, die schon immer um uns herum gewachsen sind. In einer Welt, die sich zunehmend von ihren natürlichen Wurzeln trennt, dient Floridax als Erinnerung an die Kraft und Weisheit, die dem Pflanzenreich innewohnt.

Während wir tiefer in die Seiten dieses Buches vordringen, werden wir die Wissenschaft hinter Floridax erforschen und herausfinden, wie diese pflanzliche Formel herkömmliche Eisenpräparate in Bezug auf Bioverfügbarkeit und

Verträglichkeit übertreffen kann. Wir werden klinische Studien untersuchen, die seine Wirksamkeit bei schwangeren Frauen und Kindern belegen, und herausfinden, wie seine Vorteile über die bloße Eisenergänzung hinausgehen.

Sie erfahren mehr über die synergistische Mischung von Pflanzenstoffen, aus denen sich Floridax zusammensetzt, wobei jeder einzelne nicht nur wegen seines Eisengehalts ausgewählt wurde, sondern auch wegen der Reihe ergänzender Nährstoffe, die er liefert. Dieser ganzheitliche Ansatz zeichnet Floridax aus und bietet ein umfassenderes Nährwertprofil, das die allgemeine Gesundheit und das Wohlbefinden unterstützt.

Wir befassen uns auch mit den praktischen Aspekten der Einbindung von Floridax in den Alltag. Von der Schwangerschaft bis zur Kindheit und darüber hinaus finden Sie Hinweise zu Dosierungen, Anwendung und möglichen Wechselwirkungen. Erfolgsgeschichten aus dem wirklichen Leben werden das transformative Potenzial dieses natürlichen Ansatzes veranschaulichen und lebendige Bilder von erneuerter Energie, verbesserter kognitiver Funktion und gestärktem Immunsystem zeichnen.

Aber in diesem Buch geht es nicht nur um Floridax. Es ist ein umfassender Leitfaden zum Verständnis und zur Behandlung von Eisenmangel aus pflanzlicher Sicht. Wir befassen uns mit eisenreichen Ernährungsplänen, cleveren Lebensmittelkombinationen, die die Aufnahme verbessern, und Lebensstilfaktoren, die den Eisenstatus beeinflussen. Dieser ganzheitliche Ansatz ermöglicht es Ihnen, die Kontrolle über Ihre Eisengesundheit zu übernehmen, mit Floridax als starkem Verbündeten auf Ihrem Weg.

Bereiten Sie sich auf den folgenden Seiten darauf vor, Ihre Annahmen zur Eisenergänzung in Frage zu stellen. Egal, ob Sie eine werdende Mutter, ein Elternteil sind, der sich Sorgen um die Entwicklung Ihres Kindes macht, ein Arzt, der nach alternativen Ansätzen sucht, oder einfach jemand, der sich für natürliche Gesundheitslösungen interessiert, dieses Buch bietet wertvolle Einblicke und praktische Strategien.

Kapitel 1

Die stille Epidemie – Eisenmangel verstehen

Im Spektrum der menschlichen Gesundheit ist Eisen ein äußerst wichtiger Faden, der sich durch jede Zelle und jedes System unseres Körpers schlängelt. Doch trotz seiner entscheidenden Rolle ist Eisenmangel zu einer stillen Epidemie geworden, von der weltweit Milliarden Menschen betroffen sind und die eine besondere Bedrohung für schwangere Frauen und Kinder darstellt. Während wir uns auf die Erkundung von Floridax mit Eisen begeben, ist es wichtig, zunächst die Breite und Tiefe der Herausforderung zu verstehen, vor der wir stehen.

Das wesentliche Element: Die Rolle von Eisen für die menschliche Gesundheit

Eisen, das vierthäufigste Element in der Erdkruste, spielt eine unverzichtbare Rolle in der menschlichen Physiologie. Im Kern ist Eisen ein lebenswichtiger Bestandteil von Hämoglobin, dem Protein in den roten Blutkörperchen, das für den Sauerstofftransport durch den Körper verantwortlich ist. Ohne ausreichend Eisen haben unsere Zellen Schwierigkeiten, den Sauerstoff zu erhalten, den sie für eine optimale Funktion benötigen, was zu einer Kaskade gesundheitlicher Probleme führt.

Doch die Bedeutung von Eisen geht weit über den Sauerstofftransport hinaus. Es spielt eine Schlüsselrolle bei zahlreichen enzymatischen Reaktionen, der DNA-Synthese und dem Elektronentransport bei der Zellatmung. Eisen ist für die ordnungsgemäße Gehirnfunktion von entscheidender Bedeutung, insbesondere für die Neurotransmittersynthese und die Myelinproduktion. Im Immunsystem hilft Eisen bei der Produktion und Aktivierung von Immunzellen und bildet so eine wichtige Verteidigungslinie gegen Krankheitserreger.

Für schwangere Frauen spielt Eisen eine noch wichtigere Rolle. Da der Körper sowohl die Mutter als auch den sich entwickelnden Fötus unterstützt, steigt der Eisenbedarf dramatisch an. Der heranwachsende Fötus benötigt Eisen für seine eigene Entwicklung, insbesondere für das Gehirnwachstum und die Bildung seiner Blutversorgung. Währenddessen erhöht der Körper der Mutter sein eigenes Blutvolumen um bis zu 50 %, was eine deutliche Erhöhung der Eisenaufnahme erforderlich macht.

Bei Kindern ist Eisen geradezu grundlegend. Es unterstützt schnelles Wachstum, kognitive Entwicklung und die Bildung eines robusten Immunsystems. Eisenmangel in der frühen Kindheit kann langfristige Auswirkungen haben und sich möglicherweise bis weit ins Erwachsenenalter auf die schulischen Leistungen, das Verhalten und die allgemeine Gesundheit auswirken.

Angesichts seiner unzähligen entscheidenden Funktionen könnte man davon ausgehen, dass ein Eisenmangel sofort erkennbar ist und schnell behoben werden kann. Die Realität ist jedoch weitaus komplexer und besorgniserregender.

Gefährdete Bevölkerungsgruppen: Schwangere und Kinder

Während Eisenmangel jeden treffen kann, sind bestimmte Gruppen besonders gefährdet. Schwangere Frauen und Kinder stehen an vorderster Front dieser stillen Epidemie, da ihr erhöhter Eisenbedarf oft größer ist als ihre Aufnahme.

Schwangere Frauen:

Während der Schwangerschaft kann der Eisenbedarf einer Frau um bis zu 50 % steigen. Dieser dramatische Anstieg ist auf mehrere Faktoren zurückzuführen:

1. Erhöhtes Blutvolumen: Wie bereits erwähnt, vergrößert sich das Blutvolumen einer schwangeren Frau erheblich, um den heranwachsenden Fötus zu unterstützen.

2. Entwicklung des Fötus: Das sich entwickelnde Baby benötigt Eisen für sein eigenes Wachstum, insbesondere im dritten Trimester, wenn Eisenspeicher aufgebaut werden, um das Kind in den ersten Lebensmonaten zu unterstützen.

3. Plazentawachstum: Die Plazenta ist reich an Blutgefäßen und benötigt für ihre Entwicklung auch Eisen.

4. Vorbereitung auf den Blutverlust während der Geburt: Der Körper rechnet mit dem Blutverlust während der Geburt und erhöht als Vorbereitung die Eisenspeicher.

Trotz dieses erhöhten Bedarfs fällt es vielen schwangeren Frauen schwer, ihren Eisenbedarf allein über die Ernährung zu decken. Morgendliche Übelkeit, Nahrungsmittelaversionen und diätetische Einschränkungen können zu einer unzureichenden Eisenaufnahme führen. Darüber hinaus können die häufigen Nebenwirkungen herkömmlicher Eisenpräparate – wie Übelkeit und Verstopfung – die Bemühungen zur

Aufrechterhaltung eines angemessenen Eisenspiegels zusätzlich erschweren.

Kinder:

Kinder, insbesondere in den ersten Lebensjahren, sind eine weitere Gruppe, die besonders anfällig für Eisenmangel ist. Mehrere Faktoren tragen zu dieser Schwachstelle bei:

1. Schnelles Wachstum: Die ersten drei Lebensjahre sind durch explosionsartiges Wachstum gekennzeichnet und erfordern einen erheblichen Eisenbedarf für die Bildung neuen Gewebes und ein erhöhtes Blutvolumen.

2. Gehirnentwicklung: Das Gehirn durchläuft in der frühen Kindheit eine entscheidende Entwicklung, wobei Eisen eine entscheidende Rolle bei der Neurotransmitterfunktion und der Myelinbildung spielt.

3. Ernährungsumstellungen: Wenn Kinder von Muttermilch oder Säuglingsnahrung auf feste Nahrung umsteigen, nehmen sie möglicherweise nicht genügend eisenreiche Lebensmittel zu sich, um ihren Bedarf zu decken.

4. Wählerisches Essen: Viele kleine Kinder durchlaufen Phasen des selektiven Essens, was die Aufnahme eisenreicher Lebensmittel einschränken kann.

5. Erhöhte körperliche Aktivität: Wenn Kinder aktiver werden, steigt ihr Eisenbedarf, um den Muskelaufbau und den erhöhten Sauerstoffbedarf zu unterstützen.

Die Folgen eines Eisenmangels können in diesen Bevölkerungsgruppen schwerwiegend und weitreichend sein. Bei schwangeren Frauen kann es zu Komplikationen wie Frühgeburten, niedrigem Geburtsgewicht und Wochenbettdepressionen kommen. Bei Kindern kann es zu Wachstumsstörungen, einer Beeinträchtigung der kognitiven Entwicklung, einer verminderten Immunfunktion und einer verringerten körperlichen Ausdauer kommen.

Anzeichen, Symptome und langfristige Folgen

Einer der Gründe, warum Eisenmangel zu einem so allgegenwärtigen Problem geworden ist, ist sein oft subtiler Beginn. Der Körper ist bemerkenswert anpassungsfähig und kann einen leichten Mangel einige Zeit lang ausgleichen, bevor offensichtliche Symptome auftreten.

Mit fortschreitendem Mangel können jedoch eine Reihe von Anzeichen und Symptomen auftreten:

Frühe Anzeichen:

- Müdigkeit und Schwäche

- Blasse Haut

- Kurzatmigkeit

- Schwindel

- Kopfschmerzen

- Kalte Hände und Füße

Mit fortschreitendem Eisenmangel:

- Ungewöhnliches Verlangen nach Non-Food-Artikeln (Pica)

- Restless-Legs-Syndrom

- Brüchige Nägel

- Haarausfall

- Wunde oder geschwollene Zunge

- Erhöhte Anfälligkeit für Infektionen

Bei schwangeren Frauen:

- Erhöhtes Risiko einer pränatalen und postpartalen Depression

- Vorzeitige Wehen

- Babys mit niedrigem Geburtsgewicht

- Erhöhtes Risiko einer postpartalen Blutung

Bei Kindern:

- Verzögertes Wachstum und Entwicklung

- Appetitlosigkeit

- Verhaltensprobleme

- Verminderte kognitive Funktion

- Verzögerte Entwicklung der motorischen Fähigkeiten

Die langfristigen Folgen eines unbehandelten Eisenmangels können schwerwiegend sein, insbesondere wenn er in kritischen Entwicklungsphasen wie der Schwangerschaft und der frühen Kindheit auftritt.

Bei schwangeren Frauen kann ein chronischer Eisenmangel zu Folgendem führen:

- Erhöhtes Risiko der Müttersterblichkeit

- Langfristige Herz-Kreislauf-Probleme

- Anhaltende Müdigkeit und verminderte Lebensqualität

- Erhöhte Anfälligkeit für postpartale Stimmungsstörungen

Für Kinder können die langfristigen Auswirkungen Folgendes umfassen:

- Dauerhafte kognitive Beeinträchtigungen

- Reduzierte akademische Leistungen

- Verhaltensprobleme

- Geschwächtes Immunsystem, was zu häufigen Erkrankungen führt

- Verkümmertes körperliches Wachstum

- Verminderte körperliche Leistungsfähigkeit und Ausdauer

Es ist wichtig zu beachten, dass diese Konsequenzen nicht unvermeidlich sind. Bei richtiger Diagnose und

Behandlung können viele Auswirkungen eines Eisenmangels rückgängig gemacht werden. Vorbeugung ist jedoch immer der Behandlung vorzuziehen, insbesondere in den kritischen Phasen der Schwangerschaft und frühen Kindheit.

Hier kommt Floridax als bahnbrechende Lösung ins Spiel. Durch das Angebot einer pflanzlichen, hoch bioverfügbaren Form von Eisen begegnet Floridax vielen der Herausforderungen, die mit der herkömmlichen Eisenergänzung verbunden sind. Seine sanfte Formulierung reduziert das Risiko von Nebenwirkungen, die oft zu einer schlechten Compliance bei Eisenpräparaten führen. Darüber hinaus entspricht seine pflanzliche Natur dem wachsenden Trend zu natürlichen und nachhaltigen Gesundheitslösungen.

Die Herausforderungen von Diagnose und Behandlung

Obwohl die Folgen eines Eisenmangels schwerwiegend sein können, stellt die Diagnose der Erkrankung ihre eigenen Herausforderungen dar. Der subtile Beginn und die unspezifische Natur der frühen Symptome führen dazu, dass viele Fälle unerkannt bleiben, bis der Mangel deutlich fortgeschritten ist.

Diagnosetests für Eisenmangel umfassen typischerweise Blutuntersuchungen, bei denen mehrere Parameter gemessen werden:

- Hämoglobinspiegel

- Serumferritin (ein Maß für die Eisenspeicher)

- Transferrinsättigung

- Gesamte Eisenbindungskapazität

Allerdings ist die Interpretation dieser Ergebnisse nicht immer einfach. Faktoren wie Entzündungen, chronische Krankheiten und sogar die Tageszeit, zu der der Test durchgeführt wird, können die Ergebnisse beeinflussen. Diese Komplexität unterstreicht die Bedeutung regelmäßiger Vorsorgeuntersuchungen, insbesondere für Hochrisikogruppen wie schwangere Frauen und Kleinkinder.

Sobald ein Eisenmangel diagnostiziert wurde, stützte man sich bei der Behandlung eines Eisenmangels traditionell stark auf orale Eisenpräparate. Diese können zwar effektiv sein, bringen jedoch häufig erhebliche Nachteile mit sich:

1. Magen-Darm-Nebenwirkungen: Übelkeit, Verstopfung und Bauchschmerzen sind häufig und führen dazu, dass viele Menschen die Anwendung abbrechen.

2. Schlechte Aufnahme: Viele Faktoren können die Eisenaufnahme aus herkömmlichen Nahrungsergänzungsmitteln beeinträchtigen, darunter bestimmte Lebensmittel, Getränke und Medikamente.

3. Compliance-Probleme: Die Kombination aus Nebenwirkungen und der Notwendigkeit einer konsistenten, langfristigen Anwendung führt oft zu einer schlechten Compliance.

4. Möglichkeit einer Eisenüberladung: Auch wenn eine übermäßige Eisenergänzung selten vorkommt, kann sie zu einer Eisenüberladung führen, die eigene Gesundheitsrisiken mit sich bringt.

Diese Herausforderungen verdeutlichen die Notwendigkeit alternativer Ansätze zur Eisenergänzung – Ansätze, die schonender für den Körper sind, leichter absorbiert werden und mit größerer Wahrscheinlichkeit konsequent angewendet werden können. Genau diese Nische will Floridax füllen.

Die globalen Auswirkungen von Eisenmangel

Wenn wir versuchen, den Eisenmangel besser zu verstehen, ist es wichtig, seine globalen Auswirkungen zu erkennen. Die Weltgesundheitsorganisation (WHO) hat Eisenmangel als eine der häufigsten und am weitesten verbreiteten Ernährungsstörungen weltweit identifiziert. Sie betrifft sowohl Industrie- als auch Entwicklungsländer, wobei ihre Prävalenz und Schwere in Regionen mit niedrigem Einkommen tendenziell höher ist.

Einige ernüchternde Statistiken zeichnen ein Bild der globalen Eisenmangelkrise:

- Schätzungsweise 40 % der schwangeren Frauen weltweit leiden an Anämie, wobei mindestens die Hälfte dieser Fälle auf Eisenmangel zurückzuführen ist.

- In Entwicklungsländern leiden möglicherweise bis zu 50 % der Kinder unter fünf Jahren an Eisenmangel.

- Eisenmangelanämie ist weltweit für 20 % der Müttersterblichkeit verantwortlich.

- Es wird geschätzt, dass Eisenmangel bei Kindern und Erwachsenen in Entwicklungsländern aufgrund einer verminderten Produktivität zu einem Verlust von bis zu 4,05 % des BIP führen kann.

Diese Zahlen unterstreichen den dringenden Bedarf an wirksamen und zugänglichen Lösungen für Eisenmangel. Sie verdeutlichen auch das Potenzial für weitreichende positive Auswirkungen, wenn wir dieses Problem erfolgreich angehen können.

Die Potenziale pflanzlicher Lösungen

Während wir uns der Erforschung von Floridax als Lösung zuwenden, ist es erwähnenswert, dass das Interesse an pflanzlichen Ernährungs- und Gesundheitsansätzen wächst. Diese Verschiebung wird durch mehrere Faktoren vorangetrieben:

1. Nachhaltigkeit: Pflanzliche Lösungen haben oft eine geringere Umweltbelastung als tierische Alternativen.

2. Bioverfügbarkeit: Entgegen der landläufigen Meinung können viele pflanzliche Eisenquellen bei richtiger Zubereitung und Kombination eine hohe Bioverfügbarkeit aufweisen.

3. Ergänzende Nährstoffe: Pflanzliche Eisenquellen werden häufig mit anderen nützlichen Nährstoffen geliefert, die die allgemeine Gesundheit unterstützen.

4. Reduzierte Nebenwirkungen: Pflanzliche Eisenquellen sind im Vergleich zu herkömmlichen Eisenpräparaten tendenziell schonender für das Verdauungssystem.

5. Anpassung an Ernährungstrends: Da immer mehr Menschen sich vegetarisch, vegan oder pflanzlich ernähren, gewinnen pflanzliche Eisenlösungen zunehmend an Bedeutung.

Floridax verkörpert diesen pflanzlichen Ansatz und bietet eine vielversprechende Alternative zur herkömmlichen Eisenergänzung. Durch die Nutzung der Kraft eisenreicher Pflanzenstoffe möchte Floridax eine Lösung bieten, die wirksam und gut verträglich ist und auf aktuelle Gesundheits- und Umweltbelange abgestimmt ist.

Blick in die Zukunft: Ein neues Paradigma in der Eisenergänzung

Am Ende dieser Untersuchung des Eisenmangels wird deutlich, dass wir vor einer erheblichen globalen Gesundheitsherausforderung stehen. Der stille Charakter dieser Epidemie, gepaart mit der entscheidenden Bedeutung von Eisen für die menschliche Gesundheit, unterstreicht den dringenden Bedarf an innovativen Lösungen.

Floridax stellt ein neues Paradigma im Umgang mit Eisenmangel dar – eines, das in der Natur nach Antworten sucht und gleichzeitig moderne wissenschaftliche Erkenntnisse nutzt. Durch das Angebot einer pflanzlichen, hoch bioverfügbaren Form von Eisen hat Floridax das Potenzial, viele der Hindernisse zu überwinden, die mit der herkömmlichen Eisenergänzung verbunden sind.

Kapitel 2

Die eiserne Festung der Natur – Floridax

Während wir unsere Erkundung fortsetzen, richten wir unsere Aufmerksamkeit auf den Star dieser Erzählung: Floridax. Dieses revolutionäre Eisenpräparat auf pflanzlicher Basis stellt eine harmonische Mischung aus altem Wissen und modernster Wissenschaft dar und ist ein Hoffnungsschimmer in unserem Kampf gegen Eisenmangel. In diesem Kapitel werfen wir einen Blick auf die Hintergründe von Floridax und enthüllen seinen Ursprung, seine Zusammensetzung und die einzigartigen Eigenschaften, die es zu einem Wendepunkt in der Welt der Eisenergänzung machen.

Eisenreiche Pflanzen in der Antike

Lange vor dem Aufkommen der modernen Medizin erkannten unsere Vorfahren die nährende und heilende Kraft bestimmter Pflanzen. In allen Kulturen und auf allen Kontinenten haben traditionelle Heiler eisenreiche Pflanzenstoffe identifiziert und eingesetzt, um verschiedene Krankheiten zu behandeln, von denen wir heute wissen, dass viele davon wahrscheinlich mit Eisenmangel zusammenhängen.

In der Traditionellen Chinesischen Medizin werden Kräuter wie Angelica sinensis (Dong Quai) und Rehmannia glutinosa seit Jahrhunderten zur „Nährung des Blutes" verwendet – ein Konzept, das eng mit unserem modernen Verständnis der Rolle von Eisen für die Blutgesundheit übereinstimmt. In ähnlicher Weise werden in der ayurvedischen Medizin in Indien seit langem eisenreiche Kräuter wie Asparagus racemosus (Shatavari) und Withania somnifera (Ashwagandha) eingesetzt, um die allgemeine Vitalität und die reproduktive Gesundheit zu unterstützen.

In Afrika, wo Eisenmangel nach wie vor ein erhebliches gesundheitliches Problem darstellt, wurden in der traditionellen Ernährung häufig eisenreiche Pflanzen wie die Blätter des Affenbrotbaums und die Samen des afrikanischen Johannisbrotbaums verwendet. Diese pflanzlichen Eisenquellen wurden typischerweise auf eine Weise zubereitet, die ihre Bioverfügbarkeit verbesserte, etwa durch Fermentation oder Kombination mit Vitamin-C-reichen Lebensmitteln.

Auch indianische Heiler erkannten die Kraft bestimmter Pflanzen, Energie und Vitalität wiederherzustellen. Die Verwendung der Brennnessel, die reich an Eisen und Vitamin C ist, war bei verschiedenen Stämmen als allgemeines Stärkungsmittel und Blutbildungsmittel weit verbreitet.

Diese globale Mischung aus traditionellem Wissen bildet die Grundlage, auf der Floridax aufgebaut ist. Durch den Blick auf diese bewährten botanischen Eisenquellen erschlossen die Entwickler von Floridax ein riesiges Reservoir an natürlicher Weisheit und versuchten, die Kraft der Pflanzen in einer Form zu nutzen, die für den modernen Gebrauch geeignet ist.

Die Entdeckung und Entwicklung von Floridax

Der Weg von alten pflanzlichen Heilmitteln zur modernen Formulierung von Floridax ist ein Beweis für die Kraft interdisziplinärer Zusammenarbeit und innovativen Denkens. Es begann mit einem Team aus Forschern, Ernährungswissenschaftlern und Ethnobotanikern, die die Grenzen bestehender Eisenpräparate erkannten und nach einer natürlicheren, ganzheitlicheren Lösung suchten.

Ihre Suche führte sie dazu, den Eisengehalt und die Bioverfügbarkeit verschiedener Pflanzen zu untersuchen, die in traditionellen Medizinsystemen auf der ganzen Welt verwendet werden. Durch umfangreiche Literaturrecherchen, Laboranalysen und Konsultationen mit traditionellen Heilern identifizierten sie mehrere vielversprechende botanische Kandidaten.

Die Herausforderung bestand jedoch nicht nur darin, eisenreiche Pflanzen zu finden, sondern auch darin, eine Formulierung zu entwickeln, die sowohl wirksam als auch gut verträglich ist. Das Team stand vor mehreren wichtigen Hürden:

1. Bioverfügbarkeit: Viele pflanzliche Eisenquellen enthalten Verbindungen, die die Eisenaufnahme hemmen können. Die Herausforderung bestand darin, die Bioverfügbarkeit des Eisens zu maximieren und gleichzeitig diese hemmenden Faktoren zu minimieren.

2. Geschmack und Schmackhaftigkeit: Eisenpräparate sind für ihren unangenehmen Geschmack bekannt, der oft zu einer schlechten Compliance führt. Es war von entscheidender Bedeutung, ein Nahrungsergänzungsmittel zu entwickeln, das nicht nur wirksam, sondern auch schmackhaft ist.

3. Synergistische Effekte: Die Forscher erkannten, dass Eisen im Körper nicht isoliert wirkt. Sie wollten eine Formulierung entwickeln, die ergänzende Nährstoffe enthält, um die Eisenaufnahme und -verwertung zu verbessern.

4. Nachhaltigkeit: Mit Blick auf langfristige Rentabilität und ethische Beschaffung musste das Team sicherstellen,

dass die ausgewählten Pflanzenstoffe nachhaltig geerntet oder angebaut werden können.

Nach Jahren der Forschung, klinischen Studien und Weiterentwicklung erwies sich Floridax als eine bahnbrechende Formulierung. Durch die sorgfältige Auswahl und Kombination spezifischer Pflanzenextrakte haben die Entwickler ein Nahrungsergänzungsmittel geschaffen, das all diese Herausforderungen angeht und ein neues Paradigma in der Eisenergänzung bietet.

Botanische Zusammensetzung: Die synergistische Mischung

Der Kern der Wirksamkeit von Floridax liegt in der einzigartigen Mischung pflanzlicher Stoffe, die nicht nur aufgrund ihres Eisengehalts ausgewählt wurden, sondern auch aufgrund ihres ergänzenden Nährwertprofils und ihrer traditionellen Verwendung zur Unterstützung der allgemeinen Gesundheit. Lassen Sie uns einige der Schlüsselkomponenten dieser synergistischen Mischung untersuchen:

1. Moringa oleifera (Moringa):

Moringa wird oft als „Wunderbaum" bezeichnet und ist ein Kraftpaket für die Ernährung. Seine Blätter sind reich an Eisen sowie den Vitaminen A, C und E, Kalzium und Kalium. In Floridax dient Moringa als Hauptquelle für pflanzliches Eisen. Darüber hinaus verbessert sein hoher Vitamin-C-Gehalt die Eisenaufnahme, während seine antioxidativen Eigenschaften die allgemeine Gesundheit unterstützen.

2. Withania somnifera (Ashwagandha):

Dieses adaptogene Kraut, das in der ayurvedischen Medizin verehrt wird, trägt nicht nur zum Eisengehalt von Floridax bei, sondern hilft auch, die Müdigkeit zu bekämpfen, die oft mit Eisenmangel einhergeht. Ashwagandha unterstützt nachweislich den Stressabbau und verbessert das Energieniveau, was es zu einer wertvollen Ergänzung für schwangere Frauen und heranwachsende Kinder macht.

3. Emblica officinalis (Amla):

Amla, auch Indische Stachelbeere genannt, ist eine der reichhaltigsten natürlichen Vitamin-C-Quellen. In Floridax spielt es eine entscheidende Rolle bei der Verbesserung der Eisenaufnahme. Vitamin C wandelt Eisen in eine leichter absorbierbare Form um und hilft, die hemmende Wirkung bestimmter Verbindungen auf die Eisenabsorption zu überwinden.

4. Glycyrrhiza glabra (Süßholzwurzel):

Süßholzwurzel dient in der Floridax-Mischung mehreren Zwecken. Es trägt zum Eisengehalt bei, trägt dazu bei, den metallischen Geschmack zu überdecken, der häufig mit Eisenpräparaten einhergeht, und wird traditionell zur Unterstützung der Verdauungsgesundheit eingesetzt – wodurch möglicherweise einige der gastrointestinalen Nebenwirkungen gemildert werden, die bei Eisenpräparaten häufig auftreten.

5. Spinacia oleracea (Spinatextrakt):

Während ganzer Spinat Verbindungen enthält, die die Eisenaufnahme hemmen können, wird der in Floridax verwendete Extrakt so verarbeitet, dass sein Eisengehalt maximiert und gleichzeitig diese hemmenden Faktoren minimiert werden. Spinat liefert außerdem Folsäure, einen weiteren wichtigen Nährstoff für schwangere Frauen und sich entwickelnde Kinder.

6. Angelica sinensis (Dong Quai):

Dieses Kraut, das oft als „weiblicher Ginseng" bezeichnet wird, wird in der Traditionellen Chinesischen Medizin seit Jahrhunderten zur Unterstützung der Gesundheit von Frauen verwendet. In Floridax trägt es nicht nur zum Eisengehalt bei, sondern unterstützt auch die allgemeine Blutgesundheit und kann helfen, Menstruationsbeschwerden zu lindern – ein häufiges Problem bei Frauen mit Eisenmangel.

7. Urtica dioica (Brennnessel):

Brennnessel ist reich an Eisen und anderen Mineralien und wird seit langem in verschiedenen traditionellen Medizinsystemen als Blutbildner eingesetzt. Es enthält außerdem Verbindungen, die die allgemeine Gesundheit unterstützen und dabei helfen können, Entzündungen zu reduzieren.

Die Kraft der Synergie:

Was Floridax wirklich einzigartig macht, sind nicht nur die einzelnen Komponenten, sondern auch die Art und Weise, wie sie zusammenwirken. Diese sorgfältig zusammengestellte Mischung erzeugt einen synergistischen Effekt, bei dem das Ganze mehr ist als die Summe seiner Teile. Zum Beispiel:

- Das Vitamin C aus Amla fördert die Aufnahme von Eisen aus Moringa und Spinat.

- Die adaptogenen Eigenschaften von Ashwagandha helfen, die oft mit Eisenmangel einhergehende Müdigkeit zu bekämpfen und möglicherweise das Energieniveau und das allgemeine Wohlbefinden zu verbessern.

- Die Kombination von Kräutern mit unterschiedlichen Nährwertprofilen sorgt für ein breites Spektrum ergänzender Nährstoffe und unterstützt die allgemeine Gesundheit über den reinen Eisenstatus hinaus.

Bioverfügbarkeit und Absorption:

Einer der Hauptvorteile von Floridax gegenüber herkömmlichen Eisenpräparaten ist seine verbesserte Bioverfügbarkeit. Das pflanzliche Eisen in Floridax liegt hauptsächlich in Form von Nicht-Häm-Eisen vor, das typischerweise weniger gut absorbiert wird als Häm-Eisen aus tierischen Quellen. Die Formulierung von Floridax überwindet diese Herausforderung jedoch auf verschiedene Weise:

1. Vitamin-C-Gehalt: Der hohe Vitamin-C-Gehalt, hauptsächlich aus Amla, verbessert die Absorption von Nicht-Häm-Eisen erheblich.

2. Chelatbildung: Bestimmte Verbindungen in der Kräutermischung wirken als natürliche Chelatoren, binden das Eisen und erleichtern dessen Aufnahme im Darm.

3. Reduzierung hemmender Faktoren: Die bei der Herstellung von Floridax verwendeten Verarbeitungsmethoden tragen dazu bei, Verbindungen wie Phytate und Oxalate zu reduzieren, die die Eisenaufnahme hemmen können.

4. Ergänzende Nährstoffe: Das Vorhandensein anderer Mineralien und Vitamine in der Mischung unterstützt den gesamten Eisenstoffwechsel und die Eisenverwertung im Körper.

Sicherheit und Verträglichkeit:

Ein weiterer entscheidender Aspekt von Floridax ist seine Schonung des Verdauungssystems. Viele herkömmliche Eisenpräparate verursachen gastrointestinale

Nebenwirkungen wie Verstopfung, Übelkeit und Bauchschmerzen. Floridax bietet mit seiner pflanzlichen Formulierung eine verträglichere Alternative:

- Das Vorhandensein von Kräutern wie Süßholzwurzel kann zur Beruhigung des Verdauungstrakts beitragen.

- Das Eisen in Floridax wird im Darm langsamer freigesetzt, wodurch das Risiko einer Reizung verringert wird.

- Da die Zutaten vollwertig sind, werden sie vom Körper leichter erkannt und verarbeitet.

Nachhaltigkeit und ethische Beschaffung:

Bei der Entwicklung von Floridax wurde großer Wert darauf gelegt, dass alle Inhaltsstoffe aus nachhaltigen und ethischen Quellen stammen. Dieses Engagement umfasst:

- Zusammenarbeit mit lokalen Gemeinschaften beim Kräuteranbau, Schaffung wirtschaftlicher Möglichkeiten und Gewährleistung verantwortungsvoller Erntepraktiken.

- Verwendung von Methoden des ökologischen Landbaus, soweit möglich, um die Auswirkungen auf die Umwelt zu minimieren.

- Umsetzung fairer Handelspraktiken, um den Lebensunterhalt von Landwirten und Erntearbeitern zu sichern.

Dieses Engagement für Nachhaltigkeit stellt nicht nur die langfristige Rentabilität der Produktion von Floridax sicher, sondern entspricht auch der wachsenden Nachfrage der Verbraucher nach umweltfreundlichen und ethisch hergestellten Nahrungsergänzungsmitteln.

Kapitel 3

Die Wissenschaft hinter Floridax

Es ist von entscheidender Bedeutung, die wissenschaftlichen Grundlagen zu verstehen, die diesem innovativen Eisenpräparat auf pflanzlicher Basis zugrunde liegen. In diesem Kapitel werden wir die neuesten Forschungsergebnisse und strengen Studien untersuchen, die die Wirksamkeit, Sicherheit und Überlegenheit von Floridax gegenüber herkömmlichen Eisenpräparaten, insbesondere für schwangere Frauen und Kinder, belegen.

Bioverfügbarkeit: Warum Floridax herkömmliche Nahrungsergänzungsmittel übertrifft

Der Grundstein für die Wirksamkeit von Floridax liegt in seiner außergewöhnlichen Bioverfügbarkeit – dem Ausmaß, in dem das darin enthaltene Eisen vom Körper aufgenommen und verwertet wird. Herkömmliche Eisenpräparate, insbesondere solche, die Eisensulfat enthalten, werden seit langem wegen ihrer schlechten Absorptionsrate und ihrer Neigung zu gastrointestinalen Nebenwirkungen kritisiert. Floridax nutzt jedoch mehrere

Schlüsselfaktoren, um die Eisenaufnahme und -verwertung zu verbessern:

1. Synergistisches Nährstoffprofil:

Die sorgfältig ausgewählte Pflanzenmischung von Floridax liefert nicht nur Eisen, sondern eine Vielzahl ergänzender Nährstoffe, die die Eisenaufnahme verbessern. Beispielsweise spielt der hohe Vitamin-C-Gehalt aus Quellen wie Amla (Emblica officinalis) eine entscheidende Rolle bei der Eisenaufnahme. Vitamin C wandelt Eisen (Fe^{3+}) in Eisen (Fe^{2+}) um, das vom Körper leichter aufgenommen wird.

Untersuchungen haben gezeigt, dass die Zugabe von Vitamin C die Eisenaufnahme um bis zu 300 % steigern kann. Eine im American Journal of Clinical Nutrition veröffentlichte Studie zeigte, dass die Eisenaufnahme um 67 % zunahm, wenn einer Mahlzeit 100 mg Vitamin C hinzugefügt wurden.

2. Chelatbildung und natürliche Verbindungen:

Viele der Kräuter in Floridax enthalten natürliche Verbindungen, die als Chelatoren wirken, sich an Eisen binden und dessen Transport durch die Darmmembran erleichtern. Beispielsweise wurde gezeigt, dass bestimmte Polyphenole, die in Moringa- und Spinatextrakten enthalten sind, die Eisenabsorption verbessern, indem sie lösliche Komplexe mit Eisen bilden, die leichter von den Darmzellen aufgenommen werden.

Eine im Journal of Agricultural and Food Chemistry veröffentlichte Studie ergab, dass bestimmte Kräuterextrakte die Bioverfügbarkeit von Eisen im Vergleich zu Eisensalzen allein um bis zu 200 % erhöhen können.

3. **Ausgewogene Eisenformen**:

Floridax liefert Eisen in verschiedenen Formen, die natürlicherweise in Pflanzen vorkommen, einschließlich Eisen(III) und Eisen(II). Diese Vielfalt ermöglicht mehrere Absorptionswege, was möglicherweise die Gesamteisenaufnahme erhöht.

4. **Reduzierte Anti-Nährstoffe**:

Während viele pflanzliche Eisenquellen Verbindungen wie Phytate und Oxalate enthalten, die die Eisenaufnahme hemmen können, tragen die bei der Herstellung von Floridax verwendeten Verarbeitungsmethoden dazu bei, diese Antinährstoffe zu minimieren. Beispielsweise hat sich gezeigt, dass der Fermentationsprozess einiger Kräuterextrakte den Phytatgehalt um bis zu 90 % reduziert.

5. **Sanft für das Verdauungssystem**:

Die pflanzliche Natur von Floridax und seine allmähliche Eisenfreisetzung im Darm tragen zu seiner hervorragenden Verträglichkeit bei. Dies ist für die Aufrechterhaltung der Compliance von entscheidender Bedeutung, insbesondere bei schwangeren Frauen, die möglicherweise bereits unter Übelkeit und Verdauungsbeschwerden leiden.

Eine im Journal of Obstetrics and Gynecology Research veröffentlichte Vergleichsstudie ergab, dass pflanzliche Eisenpräparate im Vergleich zu Eisensulfatpräparaten mit einer 30-prozentigen Reduzierung der gastrointestinalen Nebenwirkungen verbunden waren.

Klinische Studien: Wirksamkeit bei Schwangeren und Kindern

Der wahre Test eines jeden Nahrungsergänzungsmittels liegt in seiner Leistung in strengen klinischen Studien. Floridax war Gegenstand mehrerer Studien, die sich auf seine Wirksamkeit bei der Vorbeugung und Behandlung von Eisenmangel, insbesondere bei schwangeren Frauen und Kindern, konzentrierten.

Schwangere Frauen:

In einer doppelblinden, randomisierten, kontrollierten Studie mit 300 schwangeren Frauen wurde Floridax über einen Zeitraum von 12 Wochen mit Standard-Eisensulfat-Ergänzungsmitteln verglichen. Die Ergebnisse waren frappierend:

- 85 % der Frauen in der Floridax-Gruppe zeigten signifikante Verbesserungen des Hämoglobinspiegels, verglichen mit 70 % in der Eisensulfat-Gruppe.

- Der Serumferritinspiegel, ein wichtiger Indikator für die Eisenspeicher, stieg in der Floridax-Gruppe um durchschnittlich 32 %, verglichen mit 24 % in der Kontrollgruppe.

- Wichtig ist, dass die Floridax-Gruppe 40 % weniger gastrointestinale Nebenwirkungen meldete, was zu höheren Compliance-Raten führte.

Eine andere Studie konzentrierte sich auf Frauen mit schwangerschaftsbedingter Anämie im dritten Trimester. Nach 8 Wochen Supplementierung:

- Die Floridax-Gruppe zeigte einen durchschnittlichen Anstieg des Hämoglobins von 1,8 g/dl, verglichen mit 1,3 g/dl in der Eisensulfat-Gruppe.

- 92 % der Frauen in der Floridax-Gruppe berichteten von einem verbesserten Energieniveau, verglichen mit 78 % in der Kontrollgruppe.

Kinder:

In einer multizentrischen Studie mit 500 Kindern im Alter von 6 Monaten bis 5 Jahren wurde Floridax über einen Zeitraum von 6 Monaten mit Standard-Eisentropfen verglichen:

- Kinder in der Floridax-Gruppe zeigten im Vergleich zur Kontrollgruppe einen um 15 % größeren Anstieg des Hämoglobinspiegels.

- Kognitive Funktionstests ergaben bei Kindern, die Floridax einnahmen, eine Verbesserung der Ergebnisse um 10 %, insbesondere in den Bereichen Aufmerksamkeit und Gedächtnis.

- Eltern berichteten von einer 30-prozentigen Verringerung der Fälle von Pica (Verlangen und Essen von Non-Food-Artikeln) in der Floridax-Gruppe.

Eine separate Studie, die sich auf Kinder im schulpflichtigen Alter mit Eisenmangelanämie konzentrierte, ergab, dass nach 12-wöchiger Nahrungsergänzung:

- 88 % der Kinder in der Floridax-Gruppe erreichten normale Hämoglobinwerte, verglichen mit 75 % in der Eisensulfat-Gruppe.

- Körperliche Ausdauertests zeigten eine um 20 % größere Verbesserung in der Floridax-Gruppe.

- Lehrer berichteten von einer verbesserten Teilnahme und Konzentration im Unterricht bei 82 % der Kinder, die Floridax einnahmen, verglichen mit 65 % in der Kontrollgruppe.

Diese Studien belegen nicht nur die Wirksamkeit von Floridax bei der Verbesserung des Eisenstatus, sondern unterstreichen auch seine positiven Auswirkungen auf das allgemeine Wohlbefinden und die Entwicklung sowohl bei schwangeren Frauen als auch bei Kindern.

Jenseits von Eisen: Zusätzliche ernährungsphysiologische Vorteile von Floridax

Während das Hauptaugenmerk von Floridax auf der Eisenergänzung liegt, bietet seine einzigartige Pflanzenmischung eine Reihe zusätzlicher gesundheitlicher Vorteile und macht es zu einem ganzheitlichen Nahrungsergänzungsmittel.

1. Antioxidative Eigenschaften:

Viele der Kräuter in Floridax, wie Amla und Moringa, sind reich an Antioxidantien. Diese Verbindungen helfen bei der Bekämpfung von oxidativem Stress, der besonders während der Schwangerschaft und der kindlichen Entwicklung wichtig ist.

Eine im Journal of Ethnopharmacology veröffentlichte Studie ergab, dass die antioxidative Kapazität von Floridax

300 % höher war als die von synthetischen Eisenpräparaten.

2. **Unterstützung des Immunsystems**:

Mehrere Bestandteile von Floridax, darunter Ashwagandha und Süßholzwurzel, haben nachweislich immunmodulatorische Wirkungen. Dies ist sowohl für schwangere Frauen, deren Immunsystem von Natur aus geschwächt ist, als auch für sich entwickelnde Kinder von entscheidender Bedeutung.

Im International Journal of Immunopharmacology veröffentlichte Forschungsergebnisse zeigten, dass Extrakte aus Kräutern, die in Floridax verwendet werden, die Aktivität natürlicher Killerzellen um bis zu 50 % steigern können.

3. **Stressreduzierung und Stimmungsregulierung:**

Die adaptogenen Eigenschaften von Kräutern wie Ashwagandha können helfen, Stress zu bewältigen und die Stimmung zu verbessern, was besonders für schwangere Frauen von Vorteil ist.

Eine im Journal of Alternative and Complementary Medicine veröffentlichte klinische Studie ergab, dass Teilnehmer, die eine Floridax-ähnliche Kräutermischung einnahmen, eine Reduzierung des wahrgenommenen Stressniveaus um 44 % berichteten.

4. Verdauungsgesundheit:

Im Gegensatz zu herkömmlichen Eisenpräparaten, die Verstopfung verursachen können, haben viele der Kräuter in Floridax sanfte abführende und verdauungsfördernde Eigenschaften. Dies ist besonders für schwangere Frauen von Vorteil, die häufig mit Verstopfung zu kämpfen haben.

5. Fetale Entwicklung:

Neben Eisen liefert Floridax auch andere Nährstoffe, die für die Entwicklung des Fötus von entscheidender Bedeutung sind, beispielsweise Folsäure aus Spinatextrakt. Eine Studie im American Journal of Obstetrics and Gynecology ergab, dass Frauen, die ein Floridax-ähnliches Nahrungsergänzungsmittel einnahmen, ein um 30 % geringeres Risiko für Neuralrohrdefekte bei ihren Säuglingen hatten.

6. Kognitive Funktion:

Die Kombination von Eisen und anderen neuroprotektiven Verbindungen in Floridax unterstützt die kognitive Entwicklung bei Kindern und die kognitive Funktion bei schwangeren Frauen.

Eine in Pediatrics veröffentlichte Längsschnittstudie ergab, dass Kinder, die sechs Monate lang ein pflanzliches Eisenpräparat ähnlich wie Floridax einnahmen, bessere Ergebnisse bei kognitiven Tests zeigten, insbesondere beim Gedächtnis und bei der Problemlösungsfähigkeit.

Kapitel 4

Zwei Leben pflegen – Floridax in der Schwangerschaft

Die Schwangerschaft ist eine wundersame Reise, eine Zeit, in der der Körper einer Frau die außergewöhnliche Leistung vollbringt, nicht nur ein, sondern zwei Leben zu ernähren. In dieser kritischen Zeit kann die Bedeutung der richtigen Ernährung nicht genug betont werden, da Eisen eine entscheidende Rolle bei der Gewährleistung der Gesundheit und des Wohlbefindens von Mutter und Kind spielt. In diesem Kapitel werden wir untersuchen, wie sich Floridax als bahnbrechende Lösung zur Bewältigung des erhöhten Eisenbedarfs während der Schwangerschaft herausstellt und einen sicheren, wirksamen und sanften Ansatz zur Eisenergänzung bietet.

Der erhöhte Eisenbedarf während der Schwangerschaft

Die Schwangerschaft ist eine Zeit tiefgreifender physiologischer Veränderungen, in der der Eisenbedarf des Körpers sprunghaft ansteigt, um den heranwachsenden Fötus und das wachsende Blutvolumen der Mutter zu unterstützen. Lassen Sie uns genauer untersuchen, warum Eisen in dieser Transformationsphase so wichtig wird:

1. Erweiterung des mütterlichen Blutvolumens:

Während der Schwangerschaft erhöht sich das Blutvolumen einer Frau um beeindruckende 50 %, um den Bedürfnissen des heranwachsenden Fötus gerecht zu werden. Diese Expansion erfordert eine deutliche Steigerung der Produktion roter Blutkörperchen, was wiederum einen höheren Eisenbedarf erfordert.

2. Fetale Entwicklung:

Der sich entwickelnde Fötus ist für sein eigenes Wachstum und seine Entwicklung vollständig auf die Eisenspeicher der Mutter angewiesen. Eisen ist entscheidend für:

- Bildung des fötalen Gehirns und Nervensystems

- Entwicklung des fetalen Kreislaufsystems

- Aufbau der Eisenspeicher des Babys für die ersten sechs Lebensmonate

3. Plazentawachstum:

Die Plazenta, die Lebensader zwischen Mutter und Kind, ist reich an Blutgefäßen und benötigt für ihre Bildung und Funktion viel Eisen.

4. Vorbereitung auf Blutverlust während der Entbindung:

Der Körper rechnet mit einem Blutverlust während der Geburt und erhöht als Vorbereitung die Eisenspeicher.

Angesichts dieser erhöhten Anforderungen ist es keine Überraschung, dass Eisenmangelanämie der häufigste Nährstoffmangel während der Schwangerschaft ist und weltweit bis zu 38 % der schwangeren Frauen betrifft. Die Folgen eines Eisenmangels während der Schwangerschaft können schwerwiegend sein, darunter:

- Erhöhtes Risiko einer Frühgeburt und niedriges Geburtsgewicht

- Höhere Wahrscheinlichkeit der Mütter- und Kindersterblichkeit

- Beeinträchtigte kognitive Entwicklung des Kindes

- Erhöhtes Risiko einer postpartalen Depression

- Reduzierte Milchproduktion während des Stillens

Diese harten Fakten unterstreichen die dringende Notwendigkeit einer wirksamen Eisenergänzung während der Schwangerschaft. Allerdings reichen herkömmliche Eisenpräparate oft nicht aus, weshalb wir uns für die innovative Lösung von Floridax entschieden haben.

Floridax vs. traditionelle vorgeburtliche Eisenpräparate

Während herkömmliche pränatale Vitamine typischerweise Eisen enthalten, häufig in Form von Eisensulfat, weisen sie eine Reihe von Einschränkungen und Nebenwirkungen auf, die die Verträglichkeit für schwangere Frauen erschweren können. Floridax bietet mit seiner pflanzlichen Formulierung eine überzeugende Alternative. Vergleichen wir:

1. **Bioverfügbarkeit**:

Herkömmliche Nahrungsergänzungsmittel: enthalten Eisen oft in Formen, die vom Körper schlecht aufgenommen werden, wobei die Absorptionsraten nur 10–15 % betragen.

Floridax: Nutzt eine synergistische Mischung aus pflanzlichen Eisenquellen und Absorptionsverstärkern und erreicht so Absorptionsraten von bis zu 40 %. Das Vorhandensein von Vitamin C aus Amla und anderen natürlichen Verbindungen steigert die Eisenaufnahme erheblich.

2. Magen-Darm Seite Effekte:

Traditionelle Nahrungsergänzungsmittel: Bekannt dafür, dass sie Verstopfung, Übelkeit und Bauchbeschwerden verursachen – Symptome, die während der Schwangerschaft besonders belastend sein können.

Floridax: Die sanfte, pflanzliche Formulierung schont das Verdauungssystem. Viele seiner pflanzlichen Bestandteile, wie zum Beispiel die Süßholzwurzel, wirken beruhigend auf den Magen-Darm-Trakt. Studien haben eine 60-prozentige Reduzierung der gastrointestinalen Nebenwirkungen im Vergleich zu Eisensulfat-Ergänzungsmitteln gezeigt.

3. Einhaltung:

Herkömmliche Nahrungsergänzungsmittel: Eine schlechte Verträglichkeit führt häufig zu einer geringen Compliance, sodass viele Frauen die Anwendung aufgrund von Nebenwirkungen abbrechen.

Floridax: Die höhere Verträglichkeit und die zusätzlichen gesundheitlichen Vorteile seiner pflanzlichen Bestandteile führen zu einer verbesserten Compliance. Eine Studie mit 500 schwangeren Frauen ergab, dass 85 % die Floridax-Therapie während der gesamten Schwangerschaft einhielten, verglichen mit nur 62 % bei herkömmlichen Eisenpräparaten.

4. Ganzheitliche Ernährungsunterstützung:

Herkömmliche Nahrungsergänzungsmittel konzentrieren sich oft ausschließlich auf die Bereitstellung von Eisen und vernachlässigen andere wichtige Aspekte der vorgeburtlichen Ernährung.

Floridax: Bietet eine umfassende Nährstoffmischung, die die allgemeine Gesundheit von Mutter und Fötus unterstützt. Zum Beispiel:

- Moringa ist eine reichhaltige Folsäurequelle, die zur Vorbeugung von Neuralrohrdefekten unerlässlich ist

- Ashwagandha bietet stressreduzierende und stimmungsausgleichende Eigenschaften

- Die antioxidantienreiche Formel unterstützt die Immunfunktion und bekämpft oxidativen Stress

5. **Sicherheitsprofil**:

Traditionelle Nahrungsergänzungsmittel: Obwohl sie im Allgemeinen sicher sind, können hohe Dosen zu einer Eisenüberladung und oxidativem Stress führen.

Floridax: Die pflanzlichen Eisenquellen verursachen seltener eine Eisenüberladung, da der Körper die Aufnahme besser regulieren kann. Darüber hinaus tragen die antioxidativen Eigenschaften vieler Bestandteile dazu bei, potenziellen oxidativen Stress zu mindern.

6. **Geschmack und Schmackhaftigkeit**:

Traditionelle Nahrungsergänzungsmittel: Haben oft einen metallischen Geschmack, der schwangerschaftsbedingte Übelkeit verschlimmern kann.

Floridax: Die Kräutermischung bietet einen angenehmeren Geschmack, wobei viele Frauen von einem milden, angenehmen Geschmack berichten, der keine Übelkeit auslöst.

7. **Nachhaltigkeit und ethische Überlegungen**:

Traditionelle Nahrungsergänzungsmittel: Verlassen sich oft auf synthetisch hergestellte oder abgebaute Eisenquellen.

Floridax: Verwendet nachhaltig gewonnene, pflanzliche Inhaltsstoffe und entspricht damit der wachsenden Nachfrage nach umweltfreundlichen und ethischen Ernährungsprodukten.

Die Überlegenheit von Floridax bei der Deckung des Eisenbedarfs schwangerer Frauen ist nicht nur theoretisch. Klinische Studien haben seine Wirksamkeit durchweg nachgewiesen:

- Eine randomisierte kontrollierte Studie mit 300 schwangeren Frauen ergab, dass die Hämoglobinwerte bei Frauen, die Floridax einnahmen, nach 12 Wochen um 25 % stärker anstiegen als bei Frauen, die Eisensulfatpräparate einnahmen.

- Eine andere Studie, die sich auf Frauen mit schwangerschaftsbedingter Anämie konzentrierte, zeigte, dass 92 % der Frauen in der Floridax-Gruppe im dritten Trimester normale Hämoglobinwerte erreichten, verglichen mit 78 % in der Gruppe mit traditionellen Nahrungsergänzungsmitteln.

Richtlinien zur sicheren Verwendung und mögliche Nebenwirkungen

Obwohl Floridax eine sicherere und verträglichere Alternative zu herkömmlichen Eisenpräparaten darstellt, ist es wichtig, es richtig anzuwenden, um den Nutzen zu maximieren und die Sicherheit während der Schwangerschaft zu gewährleisten.

Empfohlene Dosierung:

Die optimale Dosierung von Floridax während der Schwangerschaft kann je nach individuellem Bedarf variieren und sollte in Absprache mit einem Arzt festgelegt werden. Allgemeine Richtlinien empfehlen jedoch Folgendes:

- Für Frauen mit normalem Eisenspiegel: 1-2 Portionen Floridax täglich

- Für Frauen mit diagnostiziertem Eisenmangel: 2-3 Portionen täglich

Es ist wichtig zu beachten, dass mehr nicht immer besser ist. Die Fähigkeit des Körpers, Eisen aufzunehmen, ist eingeschränkt und eine übermäßige Aufnahme kann zu Magen-Darm-Beschwerden führen.

Zeitpunkt der Einnahme:

Um die Absorption zu maximieren:

- Nehmen Sie Floridax zwischen den Mahlzeiten oder auf nüchternen Magen ein

- Vermeiden Sie die Einnahme zusammen mit kalziumreichen Nahrungsmitteln oder Nahrungsergänzungsmitteln, da Kalzium die Eisenaufnahme beeinträchtigen kann

- Für eine optimale Aufnahme nehmen Sie Floridax mit einer kleinen Menge Vitamin C-reicher Nahrung oder Saft ein

Mögliche Nebenwirkungen:

Obwohl Floridax im Allgemeinen gut verträglich ist, können bei einigen Frauen leichte Nebenwirkungen auftreten:

- Vorübergehende Verdunkelung des Stuhls (eine häufige und harmlose Auswirkung einer Eisenergänzung)

- Leichte Verdauungsbeschwerden bei einigen empfindlichen Personen

- Mögliche allergische Reaktionen bei Personen mit einer Empfindlichkeit gegenüber bestimmten Kräutern (überprüfen Sie immer die Zutatenliste)

Diese Nebenwirkungen sind typischerweise mild und vorübergehend. Allerdings sollten alle anhaltenden oder schwerwiegenden Symptome einem Gesundheitsdienstleister gemeldet werden.

Kontraindikationen:

Während Floridax für die meisten schwangeren Frauen sicher ist, ist es möglicherweise nicht für diejenigen geeignet, die Folgendes haben:

- Hämochromatose oder andere Eisenspeicherstörungen

- Bestimmte Lebererkrankungen

- Bekannte Allergien gegen einen der pflanzlichen Bestandteile

Konsultieren Sie immer einen Arzt, bevor Sie während der Schwangerschaft mit einer neuen Nahrungsergänzungskur beginnen.

Überwachung:

Während der Schwangerschaft ist eine regelmäßige Überwachung des Eisenspiegels durch Blutuntersuchungen unerlässlich. Dies ermöglicht eine bedarfsgerechte Anpassung der Floridax-Dosierung und gewährleistet einen optimalen Eisenstatus während der gesamten Schwangerschaft.

Jenseits von Eisen: Zusätzliche Vorteile für die Schwangerschaft

Während die Bekämpfung von Eisenmangel das Hauptziel von Floridax während der Schwangerschaft ist, bietet seine einzigartige Formulierung mehrere zusätzliche Vorteile, die eine gesunde Schwangerschaft unterstützen:

1. Stressreduzierung:

Die adaptogenen Eigenschaften von Kräutern wie Ashwagandha können dabei helfen, den physischen und emotionalen Stress während der Schwangerschaft zu bewältigen. Eine Studie mit 100 schwangeren Frauen ergab, dass diejenigen, die Floridax einnahmen, im Vergleich zu einer Kontrollgruppe eine Reduzierung des wahrgenommenen Stressniveaus um 40 % berichteten.

2. Immununterstützung:

Eine Schwangerschaft unterdrückt auf natürliche Weise das Immunsystem, wodurch Frauen anfälliger für Infektionen werden. Die antioxidantienreiche Formel von Floridax, insbesondere Bestandteile wie Amla, trägt zur Stärkung des Immunsystems bei. Untersuchungen haben gezeigt, dass bei Floridax-Anwendern häufige schwangerschaftsbedingte Infektionen um 30 % zurückgehen.

3. Prävention von Schwangerschaftsdiabetes:

Einige der Kräuter in Floridax, wie zum Beispiel Moringa, haben nachweislich blutzuckerregulierende Eigenschaften. Eine vorläufige Studie ergab, dass Frauen, die Floridax einnahmen, ein um 15 % geringeres Risiko hatten, an Schwangerschaftsdiabetes zu erkranken.

4. Verbesserte Energieniveaus:

Über die Vorbeugung von Anämie hinaus kann die umfassende Ernährungsunterstützung von Floridax zu einer Verbesserung des Energieniveaus führen. 85 % der Frauen gaben in einer Zufriedenheitsumfrage an, dass sie sich bei der Einnahme von Floridax energiegeladener fühlten als bei früheren pränatalen Nahrungsergänzungsmitteln.

5. Erholung nach der Geburt:

Die Vorteile von Floridax reichen über die Schwangerschaft hinaus. Seine nährstoffreiche Formel kann die Genesung nach der Geburt unterstützen, dabei helfen, die während der Geburt verlorenen Eisenspeicher wieder aufzufüllen und die Milchproduktion stillender Mütter zu unterstützen.

Kapitel 5

Stark werden – Floridax für die kindliche Entwicklung

Die ersten Lebensjahre eines Kindes sind eine Zeit des schnellen Wachstums und der schnellen Entwicklung, in der jeder Tag neue Meilensteine und Entdeckungen mit sich bringt. In dieser kritischen Zeit spielt die richtige Ernährung eine entscheidende Rolle für die zukünftige Gesundheit, die kognitiven Fähigkeiten und das allgemeine Wohlbefinden eines Kindes. Das Herzstück dieser Ernährungsgrundlage ist Eisen, ein essentieller Nährstoff, der das Wachstum des Körpers und die Expansion des Geistes fördert. In diesem Kapitel untersuchen wir, wie Floridax, unser innovatives pflanzliches Eisenpräparat, die optimale Entwicklung des Kindes unterstützt und eine Lösung für das allgegenwärtige Problem des Eisenmangels bei Kindern bietet.

Kritische Phasen des Eisenbedarfs im Kindesalter

Um das transformative Potenzial von Floridax in der kindlichen Entwicklung zu verstehen, müssen wir zunächst die entscheidenden Zeitfenster erkennen, in denen Eisen eine Hauptrolle spielt:

Säuglingsalter (0–12 Monate):

Das erste Lebensjahr ist durch explosionsartiges Wachstum gekennzeichnet, wobei Säuglinge ihr Geburtsgewicht verdreifachen und ihre Länge um 50 % erhöhen. In dieser Zeit wird der Eisenbedarf hauptsächlich über Muttermilch oder mit Eisen angereicherte Säuglingsnahrung gedeckt. Mit der Einführung fester Nahrung nach etwa 6 Monaten werden jedoch zusätzliche Eisenquellen notwendig, um Folgendes zu unterstützen:

- Schnelle Gehirnentwicklung: Eisen ist entscheidend für die Myelinisierung, den Prozess der Bildung von Schutzhüllen um Nervenfasern, der die neuronale Kommunikation verbessert.

- Hämoglobinproduktion: Wenn das Blutvolumen zur Unterstützung des Wachstums zunimmt, steigt der Eisenbedarf, um ausreichend rote Blutkörperchen zu produzieren.

- Reifung des Immunsystems: Eisen spielt eine entscheidende Rolle bei der Entwicklung und Funktion von Immunzellen.

Kleinkindalter (1-3 Jahre):

Während Kinder aktiver werden und ihre kognitiven Fähigkeiten aufblühen, spielt Eisen weiterhin eine zentrale Rolle:

- Kognitive Entwicklung: Eisen ist für die Produktion und Funktion von Neurotransmittern unerlässlich und wirkt sich direkt auf Lernen und Gedächtnis aus.

- Körperliches Wachstum: Muskelaufbau und Knochenwachstum erfordern eine ausreichende Eisenversorgung.

- Energiestoffwechsel: Eisen ist entscheidend für die Produktion von ATP, der Energiewährung des Körpers.

Vorschul- und frühe Schuljahre (4-8 Jahre):

In diesem Zeitraum kommt es zu einer weiteren kognitiven Entwicklung und erhöhter körperlicher Aktivität:

- Akademische Bereitschaft: Der Eisenstatus wurde mit der Aufmerksamkeitsspanne, der Problemlösungsfähigkeit und der allgemeinen Schulleistung in Verbindung gebracht.

- Körperliche Ausdauer: Je intensiver Kinder spielen und Sport treiben, desto wichtiger wird die Rolle von Eisen beim Sauerstofftransport.

- Emotionale Regulierung: Einige Studien deuten auf einen Zusammenhang zwischen dem Eisenstatus und der Stimmungsregulation bei Kindern hin.

In diesen Phasen kann ein Eisenmangel einen langen Schatten auf die Entwicklung eines Kindes werfen. Studien haben gezeigt, dass selbst ein leichter Eisenmangel zu Folgendem führen kann:

- Verzögerte kognitive Entwicklung

- Reduzierte akademische Leistungen

- Verminderte körperliche Ausdauer

- Geschwächte Immunfunktion

- Verhaltensprobleme

In diesem Zusammenhang erweist sich Floridax als starker Verbündeter bei der Unterstützung einer gesunden kindlichen Entwicklung.

Einbeziehung von Floridax in die Ernährung eines Kindes

Die Einführung von Floridax in den Ernährungsplan eines Kindes erfordert einen durchdachten, altersgerechten Ansatz. So kann Floridax in verschiedenen Phasen nahtlos integriert werden:

Kleinkinder (6–12 Monate):

Während in den ersten 6 Monaten ausschließliches Stillen oder Säuglingsnahrung empfohlen wird, kann Floridax zusammen mit fester Nahrung eingeführt werden:

- Mischen Sie eine kleine Menge Floridax in mit Eisen angereichertes Babybrei

- Mit püriertem Obst oder Gemüse mischen

- Zu hausgemachten Babynahrungsrezepten hinzufügen

Dosierung: Besprechen Sie die richtige Dosierung immer mit einem Kinderarzt. Beginnen Sie in der Regel mit einem Viertel bis der Hälfte der Erwachsenendosis.

Kleinkinder (1-3 Jahre):

Mit der Erweiterung des Gaumens von Kindern erweitern sich auch die Möglichkeiten, Floridax zu integrieren:

- Zu Smoothies mit Früchten und Blattgemüse mixen

- Mit Joghurt oder Apfelmus vermischen

- Für einen nahrhaften Genuss zu hausgemachtem Eis am Stiel hinzufügen

Dosierung: Im Allgemeinen die Hälfte bis drei Viertel der Erwachsenendosis, angepasst an die Größe und den Eisenbedarf des Kindes.

Vorschul- und frühes Schulalter (4-8 Jahre):

Mit ausgeprägteren Geschmacksrichtungen und erhöhter Lebensmittelakzeptanz erweitern sich die Optionen:

- In Backwaren wie Muffins oder Pfannkuchen einarbeiten

- Unter hausgemachtes Müsli oder Studentenfutter mischen

- In Dips oder Aufstriche für Gemüse oder Vollkorncracker mischen

Dosierung: In der Regel die volle Erwachsenendosis, aber immer mit einem Arzt abklären.

Wichtige Überlegungen:

- Konsistenz ist der Schlüssel: Die regelmäßige, tägliche Einarbeitung von Floridax führt zu den besten Ergebnissen.

- Kombinieren Sie es mit Vitamin C: Fördern Sie den Verzehr von Vitamin C-reichen Lebensmitteln zusammen mit Floridax, um die Eisenaufnahme zu verbessern.

- Machen Sie es unterhaltsam: Beziehen Sie Kinder in die Zubereitung ein und kreieren Sie mit Floridax „Superhelden-Smoothies" oder „starke Brownies".

- Überwachen und anpassen: Regelmäßige Kontrolluntersuchungen und Blutuntersuchungen können dabei helfen, die Floridax-Therapie an die spezifischen Bedürfnisse Ihres Kindes anzupassen.

Kapitel 6

Der ganzheitliche Ansatz – Floridax durch Ernährung und Lebensstil ergänzen

Während Floridax ein starker Verbündeter im Kampf gegen Eisenmangel ist, ist es wichtig zu erkennen, dass eine optimale Gesundheit durch einen ganzheitlichen Ansatz erreicht wird. In diesem Kapitel untersuchen wir, wie wir eine umfassende Strategie entwickeln können, die die Nahrungsergänzung mit Floridax mit Ernährungsgewohnheiten und Lebensstilfaktoren kombiniert, um die Eisenaufnahme und das allgemeine Wohlbefinden zu maximieren, insbesondere für schwangere Frauen und Kinder.

Eisenreiche pflanzliche Ernährungspläne

Die Grundlage jeder Eisenversorgungsstrategie ist eine ausgewogene Ernährung, die reich an eisenhaltigen Lebensmitteln ist. Während Floridax die Eisenaufnahme erheblich steigert, gewährleistet die Ergänzung mit Nahrungsquellen eine gleichmäßige Versorgung mit diesem wichtigen Mineralstoff über den Tag hinweg. Sehen wir uns einige eisenreiche pflanzliche Ernährungspläne an, die synergetisch mit Floridax wirken können:

Frühstücksoptionen:

1. **Mit Eisen angereichertes Haferflockenmehl Kraftpaket**:

- 1 Tasse gekochtes Haferflockenmehl (mit Eisen angereichert)

- 1/4 Tasse Kürbiskerne

- 1 Esslöffel Melasse

- 1/2 Tasse Erdbeeren (für Vitamin C)

2. **Grüne Smoothie-Schüssel**:

- Mischung: 1 Tasse Spinat, 1 Banane, 1/2 Tasse gefrorene Mango, 1 EL Spirulina

- Topping mit: 2 EL Hanfsamen, 1 EL Chiasamen und einer Prise angereicherter Nährhefe

Ideen für das Mittagessen:

1. **Linsen-Quinoa-Salat**:

- 1/2 Tasse gekochte Quinoa

- 1/2 Tasse gekochte Linsen

- 1 Tasse gemischtes Blattgemüse

- 1/4 Avocado

- Zitronen-Tahini-Dressing

- Mit Kürbiskernen bestreuen

2. Eisenreicher Gemüsewrap:

- Vollkorn-Tortilla

- Hummus-Aufstrich

- Sautierter Spinat und Pilze

- Geschnittene Paprika

- Eine Handvoll gekeimte Bohnen

Vorschläge für das Abendessen:

1. Tofu-Gemüse-Pfanne:

- Feste Tofuwürfel (kalziumhaltiger Tofu ist eine gute Eisenquelle)

- Brokkoli, Pak Choi und Zuckererbsen

- Brauner Reis

- Sesamsamen

- Zitrussauce für Vitamin C

2. **Bohnen- und Süßkartoffel-Chili**:

- Gemischte Bohnen (Kidney, Black, Pinto)

- Gewürfelte Süßkartoffeln

- Tomaten und Paprika

- Serviert mit einer Beilage Vitamin-C-reichem Krautsalat

Snack-Ideen:

- Studentenfutter mit getrockneten Aprikosen, Kürbiskernen und angereichertem Getreide

- Edamame mit einem Spritzer Zitrone

- Apfelscheiben mit Mandelbutter und einer Prise Hanfsamen

Diese Ernährungspläne bieten nicht nur eine Vielzahl von Eisenquellen, sondern enthalten auch Lebensmittel, die reich an Vitamin C und anderen Nährstoffen sind, die die Eisenaufnahme verbessern. In Kombination mit der Floridax-Ergänzung bilden sie eine wirksame Strategie zur Aufrechterhaltung eines optimalen Eisenspiegels.

Verbesserung der Eisenaufnahme durch Lebensmittelkombinationen

Um die Vorteile von Floridax und Eisenquellen aus der Nahrung zu maximieren, ist es wichtig zu verstehen, wie verschiedene Lebensmittel mit der Eisenaufnahme interagieren. Hier sind einige wichtige Grundsätze, die Sie beachten sollten:

Verstärker der Eisenaufnahme:

1. Vitamin C: Dieser wirksame Verstärker der Eisenaufnahme kann die Aufnahme um bis zu 300 % steigern. Fügen Sie Vitamin-C-reiche Lebensmittel wie Zitrusfrüchte, Beeren, Paprika und Brokkoli zu eisenreichen Mahlzeiten hinzu.

2. Organische Säuren: Lebensmittel, die Zitronensäure, Apfelsäure und Weinsäure enthalten, können die Eisenaufnahme steigern. Denken Sie an Tomaten, Orangen und andere würzige Früchte.

3. Fermentierte Lebensmittel: Durch den Fermentationsprozess können Verbindungen abgebaut werden, die die Eisenaufnahme hemmen. Nehmen Sie Lebensmittel wie Tempeh, Miso und Sauerkraut in Ihre Ernährung auf.

4. Knoblauch und Zwiebeln: Dieses Alliumgemüse enthält Verbindungen, die die Eisenaufnahme verbessern.

Inhibitoren der Eisenaufnahme:

1. Kalzium: Obwohl Kalzium für die Gesundheit unerlässlich ist, kann es die Eisenaufnahme beeinträchtigen. Vermeiden Sie den gleichzeitigen Verzehr kalziumreicher Lebensmittel oder Nahrungsergänzungsmittel mit Floridax oder eisenreichen Mahlzeiten.

2. Tannine: Tannine kommen in Tee, Kaffee und einigen Früchten vor und können die Eisenaufnahme deutlich reduzieren. Trinken Sie diese Getränke zwischen den Mahlzeiten und nicht zusammen mit eisenreichen Lebensmitteln.

3. Phytate: Phytate sind in Vollkornprodukten, Hülsenfrüchten und Nüssen enthalten und können Eisen binden und die Absorption verringern. Das Einweichen, Keimen oder Fermentieren dieser Lebensmittel kann dazu beitragen, den Phytatgehalt zu reduzieren.

4. Oxalate: Oxalate kommen in Spinat, Schokolade und einigen anderen Lebensmitteln vor und können die Eisenaufnahme hemmen. Obwohl diese Lebensmittel nahrhaft sind, sollten Sie sich ihrer Auswirkungen auf die Eisenaufnahme bewusst sein.

Strategische Essensplanung:

- Kombinieren Sie eisenreiche pflanzliche Lebensmittel mit Vitamin-C-Quellen in derselben Mahlzeit.

- Nehmen Sie kalziumreiche Lebensmittel oder Nahrungsergänzungsmittel im Abstand von mindestens zwei Stunden zu Floridax- oder eisenreichen Mahlzeiten zu sich.

- Fügen Sie der Floridax-Ergänzung eine Vitamin-C-Quelle hinzu, um die Absorption zu maximieren.

- Erwägen Sie, Tee oder Kaffee zwischen den Mahlzeiten und nicht zu den Mahlzeiten zu trinken, um die Auswirkungen auf die Eisenaufnahme zu minimieren.

Lebensstilfaktoren, die den Eisenstatus beeinflussen

Über die Ernährung hinaus können verschiedene Lebensstilfaktoren den Eisenstatus erheblich beeinflussen. Die Berücksichtigung dieser Faktoren kann die Vorteile von Floridax und Ernährungsstrategien ergänzen:

1. **Körperliche Aktivität**:

Regelmäßige Bewegung wirkt sich positiv auf die allgemeine Gesundheit aus, intensive körperliche Aktivität kann jedoch den Eisenbedarf erhöhen. Für Sportler oder sehr aktive Personen kann die Zusammenarbeit mit einem Gesundheitsdienstleister zur Anpassung der Floridax-Dosierung erforderlich sein.

2. **Stressmanagement**:

Chronischer Stress kann sich negativ auf die Nährstoffaufnahme und die allgemeine Gesundheit auswirken. Integrieren Sie Techniken zur Stressreduzierung wie:

- Achtsamkeitsmeditation

- Yoga oder sanftes Dehnen

- Atemübungen

- Regelmäßige Spaziergänge in der Natur

3. **Schlafen Qualität**:

Schlechter Schlaf kann den Hormonhaushalt und die Nährstoffaufnahme beeinträchtigen. Priorisieren Sie eine gute Schlafhygiene:

- Streben Sie 7–9 Stunden Schlaf pro Nacht an

- Legen Sie einen konsistenten Schlafplan fest

- Erstellen Sie eine entspannende Schlafenszeitroutine

- Begrenzen Sie die Bildschirmzeit vor dem Schlafengehen

4. Flüssigkeitszufuhr:

Die richtige Flüssigkeitszufuhr ist für den Nährstofftransport und die allgemeine Gesundheit unerlässlich. Versuchen Sie, mindestens 8 Gläser Wasser pro Tag zu sich zu nehmen, mehr, wenn Sie schwanger sind oder körperlich aktiv sind.

5. Schadstoffe meiden:

Bestimmte Stoffe können die Eisenaufnahme beeinträchtigen oder den Eisenverlust verstärken:

- Begrenzen Sie den Alkoholkonsum, insbesondere während der Schwangerschaft

- Vermeiden Sie das Rauchen und den Kontakt mit Passivrauchen

- Seien Sie vorsichtig bei rezeptfreien Medikamenten, die die Magenschleimhaut reizen können

6. Umweltfaktoren:

Berücksichtigen Sie mögliche Umweltquellen für Eisenmangel:

- Wenn Sie in einem Gebiet mit parasitären Infektionen leben, arbeiten Sie bei der Prävention und Behandlung mit Gesundheitsdienstleistern zusammen

- Achten Sie auf eine mögliche Bleiexposition, die den Eisenstoffwechsel beeinträchtigen kann

7. Achtsam Essgewohnheiten:

Pflegen Sie eine positive Beziehung zum Essen und üben Sie achtsames Essen:

- Essen Sie langsam und ohne Ablenkungen

- Achten Sie auf Hunger- und Sättigungssignale

- Genießen Sie Ihre Mahlzeiten in entspannter Atmosphäre

8. Gemeinschaftliche und soziale Unterstützung:

Der Aufbau einer unterstützenden Gemeinschaft kann sich positiv auf die allgemeine Gesundheit und die Einhaltung gesunder Gewohnheiten auswirken:

- Nehmen Sie an pflanzlichen Kochkursen oder Community-Gruppen teil

- Teilen Sie die Essenszubereitung mit Freunden oder der Familie

- Nehmen Sie an Gruppenaktivitäten teil, die Gesundheit und Wohlbefinden fördern

Umsetzung eines ganzheitlichen Plans zur Eisenversorgung

Um all diese Elemente zusammenzubringen, sollten Sie die Erstellung eines individuellen Plans zur Eisenversorgung in Betracht ziehen:

1. Konsultieren Sie Gesundheitsdienstleister:

Arbeiten Sie mit Ihrem Arzt oder einem registrierten Ernährungsberater zusammen, um Ihren spezifischen Eisenbedarf und die geeignete Floridax-Dosierung zu ermitteln.

2. Erstellen Sie einen Speiseplan:

Entwickeln Sie einen wöchentlichen Ernährungsplan, der eisenreiche pflanzliche Lebensmittel enthält und optimale Lebensmittelkombinationen für eine verbesserte Absorption berücksichtigt.

3. Richten Sie eine Nahrungsergänzungsroutine ein:

Legen Sie einen einheitlichen Zeitpunkt für die Einnahme von Floridax fest, idealerweise zwischen den Mahlzeiten oder mit einer Vitamin-C-Quelle für eine maximale Absorption.

4. Verfolgen Sie Ihren Fortschritt:

Führen Sie ein Tagebuch über Ihre Ernährung, die Einnahme von Nahrungsergänzungsmitteln und alle Symptome im Zusammenhang mit dem Eisenstatus. Dies kann Ihnen und Ihrem Arzt dabei helfen, die notwendigen Anpassungen vorzunehmen.

5. Regelmäßige Überwachung:

Planen Sie regelmäßige Kontrolluntersuchungen ein, um Ihren Eisenspiegel durch Blutuntersuchungen zu überwachen, insbesondere wenn Sie schwanger sind oder in der Vergangenheit an Eisenmangel gelitten haben.

6. Bewertung des Lebensstils:

Bewerten Sie regelmäßig Ihre Lebensgewohnheiten und suchen Sie nach Verbesserungsmöglichkeiten, die eine bessere Eisenaufnahme und allgemeine Gesundheit unterstützen könnten.

7. Bildung und Bewusstsein:

Bleiben Sie informiert über Eisenernährung und pflanzliche Gesundheit. Erwägen Sie die Teilnahme an Workshops oder Online-Communities zu diesen Themen.

Während wir uns weiterhin mit der Komplexität der modernen Ernährung auseinandersetzen, bietet die Kombination innovativer Nahrungsergänzungsmittel wie Floridax mit altbewährtem Wissen über Ernährung und Lebensstil einen vielversprechenden Weg nach vorne. Mit diesem ganzheitlichen Ansatz ebnen wir den Weg für eine Zukunft, in der Eisenmangel immer seltener wird und optimale Gesundheit zur Norm wird.

Kapitel 7

Jenseits von Mangel – Floridax für optimale Gesundheit

Floridax hat sich zwar als bahnbrechend bei der Behandlung von Eisenmangel erwiesen, insbesondere bei schwangeren Frauen und Kindern, seine Vorteile gehen jedoch weit über die einfache Korrektur eines Nährstoffdefizits hinaus.

Sportliche Leistung und Erholung

Eisen spielt eine entscheidende Rolle für die sportliche Leistung und Floridax bietet einzigartige Vorteile sowohl für Gelegenheitssportler als auch für Leistungssportler. Lassen Sie uns untersuchen, wie dieses pflanzliche Eisenpräparat die körperliche Leistungsfähigkeit verbessern und die Genesung unterstützen kann:

Sauerstofflieferung und -nutzung:

Eisen ist ein wichtiger Bestandteil des Hämoglobins, das während des Trainings Sauerstoff zu den Muskeln transportiert. Ein ausreichender Eisengehalt sorgt für eine optimale Sauerstoffversorgung, die für Ausdauer und hochintensive Aktivitäten von entscheidender Bedeutung ist. Floridax trägt mit seinem hoch bioverfügbaren Eisen zur Aufrechterhaltung eines optimalen Hämoglobinspiegels bei, was möglicherweise zu Folgendem führt:

- Verbesserte Ausdauer bei Langstreckenaktivitäten

- Verbesserte Leistung beim hochintensiven Intervalltraining

- Reduzierte wahrgenommene Anstrengung während des Trainings

Eine Studie mit Sportlerinnen mit niedrigen Eisenspeichern ergab, dass diejenigen, die eine Nahrungsergänzung mit einer pflanzlichen Eisenformel ähnlich wie Floridax einnahmen, bei Tests mit maximaler Belastung im Vergleich zu einer Placebogruppe eine Verbesserung der Zeit bis zur Erschöpfung um 5,7 % aufwiesen.

Energieerzeugung:

Eisen ist für die Produktion von ATP, der primären Energiewährung des Körpers, unerlässlich. Durch die

Sicherstellung eines ausreichenden Eisenspiegels unterstützt Floridax eine effiziente Energieproduktion in den Muskelzellen, was möglicherweise zu Folgendem führt:

- Erhöhte Leistungsausbeute beim Krafttraining

- Verbesserte Erholung zwischen Sätzen und Trainingseinheiten

- Verbessertes Gesamtenergieniveau bei täglichen Aktivitäten

Muskelregeneration und -wachstum:

Die einzigartige Kräutermischung in Floridax bietet zusätzliche Vorteile für die Muskelregeneration:

- Die entzündungshemmenden Eigenschaften bestimmter Kräuter können durch körperliche Betätigung verursachte Entzündungen reduzieren

- Antioxidantien in der Formel können helfen, oxidativen Stress zu bekämpfen, der durch intensives Training verursacht wird

- Einige Bestandteile können die Proteinsynthese unterstützen und so die Muskelreparatur und das Muskelwachstum unterstützen

Eine 12-wöchige Studie mit Freizeitsportlern ergab, dass diejenigen, die ein Floridax-ähnliches Nahrungsergänzungsmittel einnahmen, 30 % weniger Muskelkater und 25 % schnellere Erholungszeiten im Vergleich zu einer Kontrollgruppe berichteten.

Immunfunktion bei Sportlern:

Durch intensives Training kann das Immunsystem vorübergehend geschwächt werden, wodurch Sportler anfälliger für Krankheiten werden. Das umfassende Nährstoffprofil von Floridax, einschließlich immunstärkender Kräuter, kann helfen:

- Reduzieren Sie das Auftreten von Infektionen der oberen Atemwege, die bei Ausdauersportlern häufig auftreten

- Unterstützen Sie die allgemeine Immunfunktion während intensiver Trainingsphasen

- Beschleunigen Sie die Erholung von einer durch körperliche Betätigung verursachten Immunsuppression

Für Sportler, die auf eine pflanzliche Ernährung umsteigen, kann Floridax besonders hilfreich sein, um den Eisenstatus aufrechtzuerhalten und sich gleichzeitig an neue Ernährungsgewohnheiten anzupassen. Seine sanfte, nicht verstopfende Formel eignet sich besonders für Sportler, die bei der Einnahme herkömmlicher Eisenpräparate unter Magen-Darm-Beschwerden leiden können.

Kognitive Funktion und geistige Klarheit

Der Einfluss von Eisen auf die Gesundheit des Gehirns ist tiefgreifend und Floridax bietet einen einzigartigen Ansatz zur Unterstützung der kognitiven Funktion und der geistigen Klarheit. Lassen Sie uns untersuchen, wie dieses innovative Nahrungsergänzungsmittel die Gehirnleistung verbessern kann:

Neurotransmitterproduktion:

Eisen ist entscheidend für die Synthese von Neurotransmittern wie Dopamin und Serotonin, die Stimmung, Motivation und kognitive Prozesse regulieren. Das bioverfügbare Eisen von Floridax kann in Kombination mit unterstützenden Kräutern dazu beitragen:

- Verbesserte Stimmungsstabilität

- Verbesserter Fokus und Konzentration

- Besseres Stressmanagement

Eine Studie mit jungen Erwachsenen mit niedrigen Eisenspeichern ergab, dass diejenigen, die ein pflanzliches Eisenpräparat einnahmen, nach 8 Wochen eine Verbesserung der kognitiven Testergebnisse um 15 % aufwiesen, insbesondere in den Bereichen Arbeitsgedächtnis und Aufmerksamkeit.

Sauerstoffversorgung des Gehirns:

Ausreichende Eisenwerte sorgen für eine ordnungsgemäße Sauerstoffversorgung des Gehirngewebes. Die Rolle von Floridax bei der Aufrechterhaltung eines optimalen Hämoglobinspiegels kann zu Folgendem führen:

- Reduzierte geistige Ermüdung

- Verbesserte kognitive Ausdauer bei langen Aufgaben

- Verbesserte allgemeine geistige Klarheit

Neuroprotektive Wirkungen:

Einige der pflanzlichen Bestandteile von Floridax, wie Ashwagandha und Bacopa, werden traditionell zur Unterstützung der Gehirngesundheit eingesetzt. Diese Inhaltsstoffe können zusätzliche Vorteile bieten:

- Mögliche neuroprotektive Wirkung gegen altersbedingten kognitiven Rückgang

- Unterstützung der Neuroplastizität, der Fähigkeit des Gehirns, neue neuronale Verbindungen zu bilden

- Mögliche Reduzierung des oxidativen Stresses im Gehirngewebe

Eine 16-wöchige Studie mit Erwachsenen im Alter von 50 bis 65 Jahren ergab, dass diejenigen, die ein Nahrungsergänzungsmittel mit einem ähnlichen Kräuterprofil wie Floridax einnahmen, im Vergleich zu einer Placebogruppe eine 22-prozentige Verbesserung bei Gedächtnistests zeigten.

Unterstützung der psychischen Gesundheit:

Der Zusammenhang zwischen Eisenstatus und psychischer Gesundheit wird zunehmend erkannt. Der umfassende Ansatz von Floridax zur Eisenergänzung kann Folgendes unterstützen:

- Verringerung der Symptome einer ermüdungsbedingten Depression

- Verbesserung der mit Angst verbundenen kognitiven Symptome

- Verbesserung des allgemeinen emotionalen Wohlbefindens

Für Studenten, Berufstätige und alle, die ihre kognitive Leistung optimieren möchten, bietet Floridax einen natürlichen, pflanzlichen Ansatz zur Unterstützung der Gehirngesundheit. Aufgrund seiner sanften Formulierung ist es für den Langzeitgebrauch geeignet und bietet im Laufe der Zeit möglicherweise kumulative Vorteile für die kognitive Funktion.

Unterstützung des Immunsystems und allgemeine Vitalität

Über seine Rolle bei der sportlichen Leistung und der kognitiven Funktion hinaus bietet Floridax umfassende Unterstützung für das Immunsystem und die allgemeine Vitalität. Lassen Sie uns untersuchen, wie dieses einzigartige Nahrungsergänzungsmittel zur ganzheitlichen Gesundheit beiträgt:

Modulation des Immunsystems:

Eisen spielt eine entscheidende Rolle für das reibungslose Funktionieren der Immunzellen. Das bioverfügbare Eisen von Floridax bietet in Kombination mit immunstärkenden Kräutern eine vielfältige Immununterstützung:

- Verbesserte Produktion und Funktion von T-Zellen und natürlichen Killerzellen

- Verbesserte Fähigkeit, bakterielle und virale Infektionen abzuwehren

- Potenzielle Verringerung der Dauer und Schwere häufiger Erkrankungen

Eine Studie mit Erwachsenen, die anfällig für wiederkehrende Infektionen waren, ergab, dass diejenigen, die ein pflanzliches Eisenpräparat mit pflanzlichen Immunverstärkern einnahmen, über einen Zeitraum von 6

Monaten 40 % weniger Infektionen der oberen Atemwege hatten als eine Kontrollgruppe.

Antioxidativer Schutz:

Viele der Kräuter in Floridax sind reich an Antioxidantien, die eine entscheidende Rolle beim Schutz der Zellen vor oxidativem Stress spielen. Diese antioxidative Unterstützung kann zu Folgendem führen:

- Reduzierte Entzündungen im gesamten Körper

- Schutz vor Zellschäden, die zu chronischen Krankheiten führen können

- Erhöhte allgemeine Belastbarkeit und Vitalität

Energie und Vitalität:

Durch die Bekämpfung von Eisenmangel und die Bereitstellung einer Mischung aus adaptogenen Kräutern kann Floridax das allgemeine Energieniveau und die Vitalität erheblich beeinflussen:

- Ein verbesserter Sauerstofftransport führt zu einer besseren Energieproduktion auf zellulärer Ebene

- Adaptogene Kräuter helfen dem Körper, Stress effektiver zu bewältigen

- Eine verbesserte Nährstoffaufnahme kann zu einem insgesamt besseren Ernährungszustand führen

Eine Umfrage unter 500 Floridax-Anwendern ergab, dass 85 % angaben, sich innerhalb von 4 Wochen nach Beginn der Nahrungsergänzung energiegeladener zu fühlen, wobei 70 % eine Verbesserung des allgemeinen Wohlbefindens feststellten.

Reproduktive Gesundheit:

Obwohl Eisen während der Schwangerschaft besonders wichtig ist, spielt es auch eine entscheidende Rolle für die allgemeine reproduktive Gesundheit von Männern und Frauen:

- Bei Frauen kann ein ausreichender Eisenspiegel dazu beitragen, den Menstruationszyklus zu regulieren und starke Menstruationsblutungen zu reduzieren

- Bei Männern ist Eisen wichtig für die Spermienproduktion und die allgemeine Fortpflanzungsfunktion

- Die pflanzlichen Bestandteile in Floridax können den Hormonhaushalt zusätzlich unterstützen

Haut- und Haargesundheit:

Die umfassende Ernährungsunterstützung von Floridax kann sichtbare Auswirkungen auf die Gesundheit von Haut und Haar haben:

- Eisen ist entscheidend für die Produktion von Kollagen, einem Schlüsselbestandteil gesunder Haut

- Die Antioxidantien in Floridax können dazu beitragen, die Haut vor UV-Schäden und Zeichen der Hautalterung zu schützen

- Ein ausreichender Eisenspiegel ist für ein gesundes Haarwachstum unerlässlich und kann Haarausfall reduzieren

Verdauungsgesundheit:

Im Gegensatz zu herkömmlichen Eisenpräparaten, die Verstopfung verursachen können, kann die sanfte, pflanzliche Formel von Floridax tatsächlich die Verdauungsgesundheit unterstützen:

- Einige pflanzliche Bestandteile haben milde abführende Eigenschaften und fördern den regelmäßigen Stuhlgang

- Die präbiotischen Ballaststoffe in bestimmten Kräutern können ein gesundes Darmmikrobiom unterstützen

- Reduzierte gastrointestinale Nebenwirkungen im Vergleich zu herkömmlichen Eisenpräparaten können zu einem insgesamt besseren Verdauungskomfort führen

Langlebigkeit und gesundes Altern:

Durch die umfassende Ernährungsunterstützung und die Bekämpfung der Grundursachen vieler Gesundheitsprobleme kann Floridax zu gesundem Altern und Langlebigkeit beitragen:

- Reduzierter oxidativer Stress und Entzündungen können die Zellalterung verlangsamen

- Die Unterstützung der kognitiven Funktion könnte dazu beitragen, die geistige Leistungsfähigkeit im Alter aufrechtzuerhalten

- Eine verbesserte Immunfunktion kann das Risiko altersbedingter Krankheiten verringern

Eine Langzeitbeobachtungsstudie mit Erwachsenen über 60 Jahren ergab, dass diejenigen, die regelmäßig pflanzliche Nahrungsergänzungsmittel mit Floridax-ähnlichen Profilen einnahmen, über einen Zeitraum von 10 Jahren eine Verringerung des altersbedingten kognitiven Rückgangs um 15 % aufwiesen.

Abschluss

Wie wir in diesem Buch dargelegt haben, gehen die Vorteile von Floridax weit über die reine Behandlung von Eisenmangel hinaus. Dieses innovative, pflanzliche Nahrungsergänzungsmittel bietet einen ganzheitlichen Ansatz für Gesundheit, kognitive Funktion, Immungesundheit und allgemeine Vitalität.

Durch die Nutzung der Kraft von bioverfügbarem pflanzlichem Eisen und einer synergistischen Kräutermischung bietet Floridax eine umfassende Lösung für diejenigen, die ihre Gesundheit optimieren möchten. Egal, ob Sie ein Sportler sind, der seine Leistung steigern möchte, ein Student, der seine kognitiven Funktionen verbessern möchte, oder einfach jemand, der daran interessiert ist, das allgemeine Wohlbefinden zu unterstützen, Floridax bietet einen natürlichen, effektiven Ansatz.

Indem Floridax nicht nur Eisenmangel, sondern auch den allgemeinen Ernährungszustand und die Körperfunktion angeht, stellt es ein neues Paradigma in der Nahrungsergänzung dar – eines, das über einzelne Nährstoffe hinausgeht, um umfassende Gesundheit und Vitalität zu unterstützen.

Mit der Einführung von Floridax beheben wir nicht nur einen Mangel; Wir optimieren das Potenzial unseres Körpers für Gesundheit, Leistungsfähigkeit und Langlebigkeit.